INTRODUCTION

La myasthénie gravis est une maladie auto-immune rare qui affecte le système neuromusculaire, provoquant une faiblesse musculaire et une fatigue excessive. Les personnes atteintes de cette maladie peuvent ressentir des difficultés à accomplir des tâches simples du quotidien en raison de la faiblesse musculaire qui peut toucher diverses parties du corps.

Outre les traitements médicaux traditionnels, l'alimentation joue un rôle crucial dans la gestion de la myasthénie gravis. Une alimentation bien équilibrée et adaptée peut contribuer à minimiser les symptômes, à améliorer l'énergie et à soutenir la fonction musculaire.

Cette introduction vise à explorer les principes fondamentaux d'une diète appropriée pour les personnes atteintes de myasthénie gravis. Nous aborderons les types d'aliments recommandés, les nutriments essentiels, les stratégies alimentaires pour minimiser la fatigue et favoriser la force musculaire, ainsi que des conseils pratiques pour une meilleure qualité de vie.

Il est important de noter que chaque personne réagit différemment aux aliments, il est donc recommandé de consulter un professionnel de la santé, comme un diététicien ou un médecin spécialisé, pour élaborer un plan alimentaire personnalisé en fonction des besoins individuels et des symptômes spécifiques.

En adoptant une approche proactive envers l'alimentation, les personnes atteintes de myasthénie gravis peuvent optimiser leur bien-être général et améliorer leur qualité de vie au quotidien.

CHAPITRE UN

Myasthénie Gravis

La myasthénie gravis est une maladie auto-immune qui affecte le système neuromusculaire. Le terme "myasthénie" provient du grec ancien et signifie littéralement "faiblesse musculaire". "Gravis" en latin signifie "grave" ou "sérieux". Ainsi, la myasthénie gravis se réfère à une condition caractérisée par une faiblesse musculaire significative et souvent sévère.

Dans cette maladie, le système immunitaire attaque les récepteurs de l'acétylcholine, un neurotransmetteur essentiel pour la transmission des signaux nerveux aux muscles. Cela entraîne une perturbation de la communication entre les nerfs et les muscles, conduisant à une faiblesse musculaire qui peut varier en intensité et en localisation.

Causes de la Myasthénie Gravis

La myasthénie gravis est principalement causée par une réponse immunitaire anormale dans laquelle le système immunitaire du corps attaque à tort les récepteurs de l'acétylcholine présents à la jonction entre les nerfs et les muscles. Normalement, l'acétylcholine est un neurotransmetteur essentiel pour la transmission des signaux nerveux aux muscles, permettant ainsi le mouvement musculaire. Cependant, dans la myasthénie gravis, les anticorps produits par le système immunitaire interfèrent avec cette transmission, ce qui conduit à une faiblesse musculaire.

Le rôle précis qui déclenche cette réaction auto-immune n'est pas encore totalement élucidé, mais il est supposé que des facteurs génétiques et environnementaux peuvent jouer un rôle. Des antécédents familiaux de myasthénie gravis peuvent augmenter le risque de développer la maladie, suggérant une prédisposition génétique. De plus, certaines infections virales ou bactériennes peuvent déclencher ou aggraver la maladie chez certaines personnes génétiquement prédisposées.

Les femmes sont plus souvent touchées que les hommes, et la maladie peut se développer à tout âge, bien que les symptômes apparaissent généralement chez les jeunes adultes et les personnes âgées.

Symptômes de la Myasthénie Gravis

L'un des symptômes les plus courants de la myasthénie gravis est la faiblesse musculaire. Cette faiblesse peut toucher divers groupes de muscles, en particulier ceux qui sont impliqués dans les mouvements répétitifs et soutenus, comme ceux utilisés pour mastiquer, avaler, parler et effectuer des gestes fins. Les muscles des yeux et des paupières peuvent également être affectés, provoquant une vision double (diplopie) ou une difficulté à maintenir les paupières ouvertes (ptosis).

La faiblesse musculaire peut s'aggraver avec l'effort et s'améliorer avec le repos. Les personnes atteintes de myasthénie gravis peuvent ressentir une fatigue musculaire rapide lors d'activités physiques et avoir du mal à maintenir des positions pendant de longues périodes.

Un autre symptôme fréquent est la fluctuation des symptômes. Les patients peuvent connaître des périodes de faiblesse musculaire plus intense suivies de périodes de rémission relative. Ces variations peuvent rendre le diagnostic et la gestion de la maladie plus complexes.

La parole peut également être affectée, provoquant une voix faible ou monotone, ainsi qu'une difficulté à articuler correctement.

Diagnostic de la Myasthénie Gravis

Le diagnostic de la myasthénie gravis est basé sur une combinaison de données médicales, d'examens cliniques et de tests spécifiques qui visent à identifier les symptômes caractéristiques de cette maladie complexe du système neuromusculaire.

L'examen clinique joue un rôle crucial dans le diagnostic de la myasthénie gravis. Les médecins recherchent des signes de faiblesse musculaire, en particulier dans les muscles qui sont souvent touchés par cette maladie, tels que les muscles des yeux, de la bouche et de la gorge. La fluctuation des symptômes, c'est-à-dire l'aggravation de la faiblesse musculaire avec l'effort et son amélioration avec le repos, est également un élément clé observé lors de l'examen.

Des tests spécifiques sont souvent réalisés pour confirmer le diagnostic. L'un des tests les plus couramment utilisés est le test de la Tensilon (ou édrophonium). Il s'agit d'une injection d'un médicament appelé édrophonium, qui temporairement améliore la force musculaire chez les personnes atteintes de myasthénie gravis. Cela peut aider à confirmer le diagnostic en observant la réponse du patient au médicament.

Des analyses de sang sont également effectuées pour détecter la présence d'anticorps spécifiques, appelés anticorps anti-récepteurs de l'acétylcholine, qui sont souvent élevés chez les personnes atteintes de myasthénie gravis. Cependant, il est important de noter que tous les patients ne présentent pas nécessairement ces anticorps.

Des études électromyographiques (EMG) sont parfois réalisées pour mesurer l'activité électrique des muscles et des nerfs. Ces tests peuvent aider à identifier les problèmes de transmission nerveuse qui caractérisent la maladie.

Le diagnostic de la myasthénie gravis peut être complexe et nécessite souvent une approche multidisciplinaire impliquant des neurologues, des spécialistes en maladies neuromusculaires et d'autres professionnels de la santé. Il est essentiel que le diagnostic soit établi précisément afin que le traitement et la gestion de la maladie puissent être planifiés de manière adéquate.

Traitement de la Myasthénie Gravis

Les traitements disponibles pour la myasthénie gravis comprennent:

Médicaments anticholinestérasiques:

Ces médicaments, tels que la pyridostigmine, aident à augmenter la quantité d'acétylcholine disponible dans les jonctions neuromusculaires, améliorant ainsi la transmission nerveuse et renforçant temporairement les muscles.

Immunothérapie:

Les médicaments immunosuppresseurs, tels que les corticostéroïdes (comme la prednisone) et les immunosuppresseurs (comme l'azathioprine et le mycophénolate), sont souvent utilisés pour supprimer la réponse immunitaire qui attaque les récepteurs de l'acétylcholine. Cela peut aider à réduire les symptômes et à ralentir la progression de la maladie.

Thérapie à base d'anticorps:

Dans les cas graves ou résistants aux traitements conventionnels, des médicaments ciblant spécifiquement les anticorps responsables de la faiblesse musculaire, tels que l'immunoglobuline intraveineuse (IVIg) ou le rituximab, peuvent être administrés.

Chirurgie:

Une thymectomie, l'ablation chirurgicale du thymus, peut être envisagée, en particulier chez les patients présentant une tumeur du thymus (thymome). Cette procédure peut aider à améliorer les symptômes chez certains patients.

Gestion des symptômes:

En plus des traitements spécifiques, des stratégies de gestion des symptômes peuvent être recommandées, notamment des périodes de repos appropriées, des ajustements de l'activité physique et de la nutrition, ainsi qu'une attention à la gestion du stress.

Diète pour la Myasthénie Gravis

La diète pour la myasthénie gravis revêt une importance cruciale dans la gestion de cette maladie auto-immune du système neuromusculaire. Elle vise à optimiser la qualité de vie en minimisant les symptômes de faiblesse musculaire et de fatigue excessive, tout en soutenant la fonction musculaire et l'énergie.

Une diète adaptée pour la myasthénie gravis consiste en des choix alimentaires stratégiques qui visent à fournir les nutriments essentiels nécessaires au maintien de la santé musculaire et nerveuse. Elle met l'accent sur certains principes clés:

Apport en Protéines:

Les protéines sont essentielles pour la réparation et la croissance des tissus musculaires. Une consommation adéquate de protéines maigres, telles que les viandes maigres, les poissons, les œufs, les produits laitiers faibles en gras, les légumineuses et les noix, peut aider à maintenir la force musculaire.

Nutriments Antioxydants:

Les antioxydants, présents dans les fruits et légumes colorés, aident à protéger les cellules musculaires et nerveuses contre les dommages oxydatifs. Ils peuvent également soutenir le système immunitaire et la fonction musculaire.

Acides Gras Essentiels:

Les acides gras oméga-3 présents dans les poissons gras, les noix et les graines, ont des propriétés anti-inflammatoires et peuvent contribuer à la santé musculaire et nerveuse.

Hydratation Adequate:

Une hydratation adéquate est essentielle pour maintenir la fonction musculaire et la santé générale. Boire suffisamment d'eau peut aider à prévenir la fatigue et à maintenir une performance musculaire optimale.

Gestion de la Caféine et de l'Alcool:

La caféine et l'alcool peuvent affecter la fatigue musculaire et la fonction nerveuse. Une consommation modérée peut être recommandée pour minimiser l'impact sur les symptômes.

Fractionnement des Repas:

Manger de petits repas fréquents peut aider à maintenir l'énergie tout au long de la journée, évitant ainsi la fatigue musculaire excessive due à de longues périodes de jeûne.

Aliments à Consommer :

Protéines Maigres :

Les viandes maigres (poulet, dinde, poisson), les œufs, les produits laitiers faibles en gras, les légumineuses (lentilles, pois chiches) et les noix sont de bonnes sources de protéines essentielles pour la santé musculaire.

Fruits et Légumes Colorés :

Les fruits et légumes riches en antioxydants, comme les baies, les agrumes, les épinards, les carottes et les poivrons, peuvent aider à protéger les cellules musculaires et nerveuses contre les dommages oxydatifs.

Acides Gras Essentiels :

Les acides gras oméga-3 présents dans les poissons gras (saumon, sardines), les noix et les graines ont des propriétés anti-inflammatoires et peuvent soutenir la santé musculaire et nerveuse.

Hydratation :

Boire suffisamment d'eau est essentiel pour maintenir la fonction musculaire et prévenir la fatigue excessive. Les tisanes et les infusions peuvent également être incluses.

Aliments à Éviter ou à Limiter :

Aliments Transformés :

Les aliments riches en gras saturés, en sucres ajoutés et en additifs artificiels peuvent contribuer à l'inflammation et à la fatigue. Évitez les aliments transformés, les sucreries et les boissons sucrées.

Caféine et Alcool :

La caféine et l'alcool peuvent affecter la fatigue musculaire et la fonction nerveuse. Limitez la consommation de caféine et d'alcool, en privilégiant des alternatives comme les tisanes.

Gluten (si Intolérance) :

Certaines personnes atteintes de myasthénie gravis peuvent être sensibles au gluten. Si vous soupçonnez une intolérance, envisagez de réduire ou d'éliminer les aliments contenant du gluten (blé, orge, seigle).

Excès de Sodium :

Limitez la consommation d'aliments riches en sodium, tels que les plats préparés et les aliments en conserve, pour aider à réduire l'inflammation et à maintenir une pression artérielle saine.

Fast Food et Restauration Rapide :

Évitez les repas riches en gras saturés et en calories vides typiques de la restauration rapide.

Plan de Repas pour la Diète de la Myasthénie Gravis sur Plusieurs Jours

Voici un exemple de plan de repas pour plusieurs jours, mettant en avant des aliments riches en nutriments et favorables à la myasthénie gravis :

Jour 1 :

Petit-déjeuner :

- Smoothie aux fruits avec des épinards, des baies,

du yaourt grec et des graines de chia.

- Toast de pain complet avec de l'avocat et des œufs brouillés.

Déjeuner :

- Salade de poulet grillé avec des légumes variés (poivrons, concombre, tomates) et une vinaigrette à base d'huile d'olive et de citron.

- Quinoa cuit en accompagnement.

Collation :

- Un mélange de noix (amandes, noix de cajou) et de fruits séchés.

Dîner :

- Saumon grillé avec une sauce à base de yaourt, d'aneth et de jus de citron.

- Brocoli vapeur et pommes de terre douces rôties.

Jour 2 :

Petit-déjeuner :

- Flocons d'avoine cuits avec des morceaux de fruits frais, des noix et un filet de miel.

- Tranches de melon.

Déjeuner :

- Wrap de dinde avec des légumes (épinards, carottes râpées, tomates) dans une tortilla de blé entier.

- Une portion de haricots verts cuits à la vapeur.

Collation :

- Bâtonnets de céleri avec du houmous.

Dîner :

- Poitrine de poulet farcie aux épinards et au fromage cottage, cuite au four.

- Salade de quinoa aux légumes (pois chiches, concombre, poivrons) avec une vinaigrette à base d'huile d'olive et de vinaigre balsamique.

Jour 3 :

Petit-déjeuner :

- Crêpes à la farine d'avoine avec des tranches de banane et un filet de sirop d'érable.

- Yaourt nature.

Déjeuner :

- Salade de thon avec des légumes (chou kale, tomates cerises, avocat) et des olives, assaisonnée avec une vinaigrette à base d'huile d'olive et de vinaigre de cidre.

Collation :

- Un smoothie aux légumes verts (épinards, concombre, céleri) et une touche de jus de citron.

Dîner :

- Poisson blanc cuit au four avec des herbes et des épices, servi avec une purée de pommes de terre et des asperges grillées.

Liste d'Épicerie pour la Diète de la Myasthénie Gravis

Planifier vos achats d'épicerie de manière réfléchie est essentiel pour suivre une diète adaptée à la myasthénie gravis. Voici une liste d'épicerie complète pour vous guider dans le choix d'aliments riches en nutriments et bénéfiques pour la santé musculaire et nerveuse :

Légumes et Fruits :

- Épinards
- Légumes-feuilles variés (chou kale, laitue)
- Tomates
- Poivrons
- Concombre
- Carottes
- Brocoli
- Asperges
- Avocat
- Pommes de terre douces
- Fruits variés (baies, melon, bananes)
- Citron
- Ail

Protéines Maigres :

- Poulet sans peau
- Dinde
- Poisson (saumon, truite, cabillaud)
- Œufs
- Yaourt grec (nature)
- Tofu

Céréales et Grains :

- Flocons d'avoine
- Quinoa

- Riz brun
- Pain complet (ou tortillas de blé entier)

Légumineuses et Noix :

- Lentilles
- Pois chiches
- Amandes
- Noix de cajou
- Graines de chia

Produits Laitiers et Substituts :

- Lait d'amande (ou autre lait végétal non sucré)
- Fromage cottage (faible en gras)
- Haché de fromage (facultatif)

Huiles et Assaisonnements :

- Huile d'olive extra vierge
- Vinaigre balsamique
- Herbes et épices variées (aneth, basilic, origan, curcuma, poivre)

Autres :

- Miel (pour une utilisation modérée)
- Tisanes et infusions sans caféine

À Éviter :

- Aliments transformés riches en gras saturés et sucres ajoutés
- Caféine (limiter la consommation)
- Alcool (consommer avec modération)
- Aliments contenant du gluten (si intolérance)

CHAPITRE DEUX

Filets de Poisson au Four

Description du Plat : Les filets de poisson au four sont un repas sain et délicieux, parfaits pour la diète de la myasthénie gravis. Cette recette légère met en valeur les saveurs naturelles du poisson et est accompagnée d'une garniture aromatique. Chaque bouchée offre une combinaison de protéines maigres et d'acides gras essentiels pour soutenir la santé musculaire et nerveuse.

Ingrédients :

- 2 filets de poisson (merlu, cabillaud, tilapia, etc.)
- Jus d'un citron
- 2 cuillères à soupe d'huile d'olive extra vierge
- 2 gousses d'ail émincées
- 1 cuillère à café d'herbes de votre choix (thym, romarin, origan)
- Sel et poivre noir fraîchement moulu, au goût
- Tranches de citron (pour la garniture)
- Herbes fraîches hachées (persil, coriandre) pour la garniture (facultatif)

Instructions :

1. Préchauffez le four à 200°C (390°F).

2. Placez les filets de poisson sur une plaque de cuisson légèrement huilée ou recouverte de papier parchemin.

3. Dans un petit bol, mélangez le jus de citron, l'huile d'olive, l'ail émincé, les herbes, le sel et le poivre. Remuez bien pour combiner tous les ingrédients.

4. Versez la marinade sur les filets de poisson, en veillant à les enrober uniformément.

5. Placez quelques tranches de citron sur chaque filet de poisson.

6. Cuisez au four préchauffé pendant environ 15 à 20 minutes, ou jusqu'à ce que le poisson soit opaque et se défasse facilement à la fourchette.

7. Une fois cuit, retirez les filets de poisson du four et garnissez-les d'herbes fraîches hachées si désiré.

8. Servez les filets de poisson au four avec une portion de légumes cuits à la vapeur ou une salade colorée pour accompagner.

Information Nutritionnelle (par portion) :

- Calories : 200-220

- Protéines : 25 g

- Lipides : 10 g

- Glucides : 2 g

- Fibres : 0 g

Tofu Brouillé

Description du Repas : Un tofu brouillé végétalien et

plein de saveurs, accompagné de légumes frais et d'épices aromatiques. Ce plat nutritif est idéal pour le petit-déjeuner ou le déjeuner.

Ingrédients :

- 200 g de tofu ferme, égoutté et émietté
- 1 cuillère à soupe d'huile d'olive
- 1/2 oignon, haché
- 1/2 poivron rouge, coupé en dés
- 1/2 poivron vert, coupé en dés
- 1/2 tomate, coupée en dés
- 1/2 cuillère à café de curcuma en poudre
- 1/2 cuillère à café de cumin en poudre
- Sel et poivre noir, au goût
- Persil frais haché, pour garnir

Instructions :

1. Dans une poêle à feu moyen, chauffez l'huile d'olive.

2. Ajoutez l'oignon haché et faites revenir pendant 2-3 minutes jusqu'à ce qu'il devienne translucide.

3. Ajoutez les poivrons coupés en dés et faites cuire pendant 2-3 minutes supplémentaires jusqu'à ce qu'ils ramollissent légèrement.

4. Ajoutez le tofu émietté dans la poêle et mélangez bien avec les légumes.

5. Saupoudrez de curcuma, de cumin, de sel et de poivre noir. Mélangez pour bien enrober le tofu des épices.

6. Ajoutez les dés de tomate et mélangez doucement pour éviter de trop écraser le tofu.

7. Laissez cuire pendant environ 5-7 minutes, en remuant occasionnellement, jusqu'à ce que le tofu soit chaud et bien enrobé des saveurs.

8. Retirez du feu et garnissez de persil frais haché.

Information Nutritionnelle (par portion) :

- Calories : 160

- Protéines : 12 g

- Lipides : 10 g

- Glucides : 8 g

- Fibres : 2 g

Omelette aux Blancs d'Œufs

Description du Repas : Une omelette légère et protéinée préparée avec des blancs d'œufs moelleux, garnie de légumes frais et d'herbes aromatiques. Ce plat est idéal pour un petit-déjeuner sain et satisfaisant.

Ingrédients :

- 4 blancs d'œufs

- 1/4 de poivron rouge, coupé en dés

- 1/4 de poivron vert, coupé en dés

- 1/4 de tomate, coupée en dés

- 2 cuillères à soupe d'oignon rouge, haché

- 2 cuillères à soupe de fromage feta émietté (facultatif)

- Persil frais haché, pour la garniture

- Sel et poivre noir, au goût
- 1/2 cuillère à café d'huile d'olive

Instructions :

1. Dans un bol, battez les blancs d'œufs avec une pincée de sel et de poivre.

2. Dans une petite poêle antiadhésive à feu moyen, chauffez l'huile d'olive.

3. Ajoutez les poivrons coupés en dés et faites sauter pendant environ 2-3 minutes jusqu'à ce qu'ils ramollissent légèrement.

4. Ajoutez les oignons hachés à la poêle et faites cuire pendant 1-2 minutes de plus jusqu'à ce qu'ils deviennent translucides.

5. Versez les blancs d'œufs battus dans la poêle chaude, en veillant à bien répartir les légumes.

6. Laissez cuire pendant 2-3 minutes, puis ajoutez les dés de tomate et le fromage feta émietté sur une moitié de l'omelette.

7. À l'aide d'une spatule, pliez l'autre moitié de l'omelette par-dessus la garniture.

8. Laissez cuire encore 1-2 minutes jusqu'à ce que l'omelette soit bien cuite et que le fromage feta soit légèrement fondu.

9. Glissez l'omelette sur une assiette, garnissez de persil frais haché et servez immédiatement.

Information Nutritionnelle (par portion) :

- Calories : 100
- Protéines : 18 g

- Lipides : 2 g

- Glucides : 4 g

- Fibres : 1 g

Salade de Poulet Grillé

Description du Repas : Une salade fraîche et nourrissante mettant en vedette des morceaux de poulet grillé juteux, des légumes croquants et une vinaigrette légère. Un repas équilibré et délicieux, idéal pour le déjeuner ou le dîner.

Ingrédients : Pour la Salade :

- 200 g de poitrine de poulet désossée et sans peau

- 4 tasses de laitue mélangée (laitue romaine, laitue iceberg, épinards)

- 1/2 concombre, tranché

- 1/2 poivron rouge, coupé en lanières

- 1/2 poivron jaune, coupé en lanières

- 1/4 d'oignon rouge, tranché finement

- 1/4 de tasse de tomates cerises, coupées en deux

- 1/4 de tasse de maïs en grains (optionnel)

- 1/4 de tasse de haricots noirs rincés et égouttés (optionnel)

- 2 cuillères à soupe de noix (amandes, noix de cajou), grillées et hachées

Pour la Vinaigrette :

- 2 cuillères à soupe d'huile d'olive extra vierge

- 1 cuillère à soupe de vinaigre balsamique

- 1 cuillère à café de moutarde de Dijon

- Jus d'un demi-citron
- Sel et poivre noir, au goût

Instructions :

1. Préparez la vinaigrette en mélangeant tous les ingrédients de la vinaigrette dans un petit bol. Réservez.

2. Assaisonnez la poitrine de poulet avec du sel, du poivre et un filet d'huile d'olive.

3. Préchauffez un gril à feu moyen-élevé. Faites griller le poulet pendant environ 5-6 minutes de chaque côté, jusqu'à ce qu'il soit bien cuit et ait des marques de grillage. Laissez reposer quelques minutes avant de trancher.

4. Pendant ce temps, préparez les légumes en les lavant et les coupant comme indiqué.

5. Dans un grand saladier, disposez la laitue mélangée. Ajoutez les légumes tranchés, les tomates cerises, le maïs en grains et les haricots noirs (si utilisés).

6. Tranchez le poulet grillé et disposez les morceaux sur le dessus de la salade.

7. Arrosez la salade avec la vinaigrette préparée et saupoudrez de noix grillées hachées.

8. Mélangez doucement tous les ingrédients pour bien enrober la salade de la vinaigrette.

Information Nutritionnelle (par portion) :

- Calories : 280
- Protéines : 25 g

- Lipides : 15 g
- Glucides : 15 g
- Fibres : 4 g

Steak de Thon Saisi

Description du Repas : Un steak de thon frais et savoureux, saisi à la perfection pour obtenir une croûte croustillante à l'extérieur tout en maintenant la tendreté à l'intérieur. Accompagné d'une salsa colorée à base de mangue et de coriandre, ce plat est une explosion de saveurs exquises.

Ingrédients : Pour le Steak de Thon :

- 2 steaks de thon frais (environ 150 g chacun)
- 1 cuillère à soupe d'huile d'olive
- Sel et poivre noir, au goût

Pour la Salsa de Mangue :

- 1 mangue mûre, pelée et coupée en petits dés
- 1/4 de tasse d'oignon rouge, finement haché
- 1/4 de tasse de poivron rouge, coupé en dés
- 1/4 de tasse de concombre, coupé en dés
- 2 cuillères à soupe de coriandre fraîche, hachée
- Jus d'un demi-citron vert
- Sel et poivre noir, au goût

Instructions :

1. Préparez la salsa de mangue en mélangeant tous les ingrédients de la salsa dans un bol. Réservez au réfrigérateur pour permettre aux saveurs de se mélanger.

2. Assaisonnez les steaks de thon avec du sel et du poivre.

3. Dans une poêle à feu moyen-élevé, chauffez l'huile d'olive.

4. Ajoutez les steaks de thon à la poêle et faites-les cuire pendant environ 2 à 3 minutes de chaque côté pour obtenir une croûte dorée à l'extérieur tout en laissant l'intérieur légèrement rosé.

5. Retirez les steaks de thon de la poêle et laissez-les reposer pendant quelques minutes.

6. Tranchez les steaks de thon en fines lamelles.

7. Répartissez les lamelles de thon sur les assiettes de service et garnissez généreusement de la salsa de mangue.

8. Servez immédiatement, accompagné de riz ou de légumes de votre choix.

Information Nutritionnelle (par portion) :

- Calories : 220

- Protéines : 25 g

- Lipides : 10 g

- Glucides : 12 g

- Fibres : 2 g

Wraps de Dinde dans des Feuilles de Laitue

Description du Repas : Des wraps légers et remplis de saveurs, mettant en vedette une garniture savoureuse à base de dinde hachée assaisonnée, de légumes croquants et d'une touche d'arômes asiatiques. Ces wraps sont parfaits pour un repas équilibré et satisfaisant.

Ingrédients :

- 200 g de dinde hachée maigre
- 2 cuillères à café d'huile de sésame
- 1/2 oignon, haché finement
- 2 gousses d'ail, hachées
- 1/2 poivron rouge, coupé en lanières
- 1/2 poivron jaune, coupé en lanières
- 1 carotte, râpée
- 1 cuillère à soupe de sauce soja réduite en sodium
- 1 cuillère à soupe de sauce hoisin
- 1 cuillère à café de gingembre frais râpé
- 1 cuillère à soupe de cacahuètes hachées (facultatif)
- Feuilles de laitue (laitue iceberg, laitue romaine, laitue à feuilles de chêne), pour envelopper

Instructions :

1. Dans une poêle à feu moyen, faites chauffer l'huile de sésame.

2. Ajoutez l'oignon haché et faites revenir pendant 2-3 minutes jusqu'à ce qu'il devienne translucide.

3. Ajoutez l'ail haché et le gingembre râpé à la poêle. Faites sauter pendant environ 1 minute jusqu'à ce que les arômes se développent.

4. Ajoutez la dinde hachée à la poêle et faites-la cuire en la décomposant avec une cuillère en bois, jusqu'à ce qu'elle soit bien cuite et dorée.

5. Ajoutez les poivrons coupés en lanières et la carotte râpée à la poêle. Faites sauter pendant quelques minutes jusqu'à ce que les légumes ramollissent légèrement.

6. Incorporer la sauce soja réduite en sodium et la sauce hoisin dans la poêle. Mélangez bien pour enrober la garniture de dinde d'une saveur asiatique.

7. Laissez mijoter pendant quelques minutes jusqu'à ce que la garniture soit bien chaude et que les saveurs se mélangent.

8. Retirez la poêle du feu et ajoutez les cacahuètes hachées (si utilisées) pour une texture croquante.

9. Lavez et séchez les feuilles de laitue. Utilisez les feuilles de laitue comme des wraps pour envelopper la garniture de dinde.

10. Servez immédiatement et dégustez les wraps de dinde dans les feuilles de laitue.

Information Nutritionnelle (par portion) :

- Calories : 180

- Protéines : 20 g

- Lipides : 8 g

- Glucides : 10 g

- Fibres : 3 g

Salade Arc-en-Ciel

Description du Repas : Une salade colorée et vivante composée d'une variété de légumes et d'ingrédients riches en nutriments, offrant une explosion de saveurs et de textures. Cette salade équilibrée est une célébration visuelle et gustative.

Ingrédients :

- 4 tasses de laitue mélangée (laitue romaine, laitue iceberg, épinards)
- 1/2 concombre, tranché finement
- 1/2 poivron rouge, coupé en lanières
- 1/2 poivron jaune, coupé en lanières
- 1/2 carotte, râpée
- 1/4 de tasse de chou rouge, finement émincé
- 1/4 de tasse de chou-fleur, en petits bouquets
- 1/4 de tasse de tomates cerises, coupées en deux
- 1/4 de tasse de grains de maïs cuits
- 1/4 de tasse de haricots noirs rincés et égouttés (optionnel)
- 1/4 de tasse de vinaigrette légère (vinaigrette balsamique, vinaigrette à l'huile d'olive et citron, etc.)
- 2 cuillères à soupe de graines de tournesol ou de noix hachées (facultatif)

Instructions :

1. Dans un grand saladier, disposez la laitue mélangée en couche de base.
2. Ajoutez le concombre tranché, les poivrons coupés en lanières, la carotte râpée, le chou rouge émincé, le chou-fleur et les tomates cerises sur la laitue.

3. Saupoudrez les grains de maïs cuits et les haricots noirs (si utilisés) sur la salade.

4. Arrosez la salade de vinaigrette légère. Mélangez doucement pour bien enrober tous les ingrédients.

5. Garnissez la salade avec des graines de tournesol ou des noix hachées (si utilisées) pour une touche de croquant.

6. Servez immédiatement et dégustez la salade arc-en-ciel.

Information Nutritionnelle (par portion) :

- Calories : 150
- Protéines : 4 g
- Lipides : 8 g
- Glucides : 18 g
- Fibres : 4 g

Mélange de Légumes Rôtis

Description du Repas : Un mélange de légumes colorés rôtis au four, avec une texture croustillante à l'extérieur et tendre à l'intérieur. Ce plat polyvalent est rempli de saveurs riches et est parfait en accompagnement ou en plat principal.

Ingrédients :

- 1 courgette, coupée en rondelles
- 1 poivron rouge, coupé en lanières
- 1 poivron jaune, coupé en lanières
- 1 aubergine, coupée en dés

- 1 oignon rouge, coupé en quartiers
- 2 cuillères à soupe d'huile d'olive extra vierge
- 2 gousses d'ail, émincées
- 1 cuillère à café d'herbes de Provence (thym, romarin, origan)
- Sel et poivre noir, au goût
- Persil frais haché, pour la garniture

Instructions :

1. Préchauffez le four à 200°C (392°F).

2. Dans un grand bol, mélangez les courgettes, les poivrons, l'aubergine et les quartiers d'oignon avec l'huile d'olive.

3. Ajoutez l'ail émincé et les herbes de Provence. Assaisonnez avec du sel et du poivre, puis mélangez pour bien enrober les légumes.

4. Disposez les légumes en une seule couche sur une plaque de cuisson tapissée de papier sulfurisé.

5. Rôtissez les légumes au four pendant environ 20-25 minutes, en les retournant à mi-cuisson, jusqu'à ce qu'ils soient tendres et dorés.

6. Retirez du four et transférez les légumes rôtis dans un plat de service.

7. Garnissez avec du persil frais haché avant de servir.

Information Nutritionnelle (par portion) :

- Calories : 120
- Protéines : 2 g

- Lipides : 7 g
- Glucides : 15 g
- Fibres : 5 g

Salade aux Épinards et Agrumes

Description du Repas : Une salade fraîche et revigorante mettant en valeur des épinards croquants, des agrumes juteux et une vinaigrette légère à base de citron et d'orange. Cette salade est une explosion de saveurs et de nutriments.

Ingrédients : Pour la Salade :

- 4 tasses d'épinards frais, lavés et égouttés
- 1 orange, pelée et coupée en segments
- 1 pamplemousse, pelé et coupé en segments
- 1/4 de tasse d'oignon rouge, finement tranché
- 1/4 de tasse de noix de Grenoble, hachées
- 1/4 de tasse de fromage de chèvre émietté (facultatif)

Pour la Vinaigrette aux Agrumes :

- Jus d'un demi-citron
- Jus d'une demi-orange
- 2 cuillères à soupe d'huile d'olive extra vierge
- 1 cuillère à soupe de miel (ou sirop d'érable pour une option végétalienne)
- Sel et poivre noir, au goût

Instructions :

1. Préparez la vinaigrette en mélangeant tous les ingrédients de la vinaigrette dans un petit bol.

Réservez.

2. Dans un grand saladier, disposez les épinards frais en couche de base.

3. Disposez les segments d'orange et de pamplemousse sur les épinards.

4. Parsemez la salade d'oignon rouge tranché, de noix de Grenoble hachées et de fromage de chèvre émietté (si utilisé).

5. Arrosez la salade de la vinaigrette aux agrumes.

6. Mélangez doucement pour bien enrober les épinards et les ingrédients de la vinaigrette.

7. Servez immédiatement et savourez la salade aux épinards et agrumes.

Information Nutritionnelle (par portion) :

- Calories : 180

- Protéines : 4 g

- Lipides : 13 g

- Glucides : 15 g

- Fibres : 4 g

Bol de Smoothie aux Baies

Description du Repas : Un bol de smoothie délicieusement crémeux et rempli d'antioxydants, garni de baies fraîches, de noix croquantes et de graines nutritives. Cette option de petit-déjeuner ou de collation est à la fois nourrissante et délicieuse.

Ingrédients : Pour le Smoothie :

- 1 banane mûre, congelée en morceaux

- 1/2 tasse de baies mixtes (fraises, bleuets, framboises)
- 1/2 tasse de lait d'amande (ou un lait végétal de votre choix)
- 1 cuillère à soupe de graines de chia (facultatif)
- 1 cuillère à soupe de beurre d'amande (ou autre beurre de noix)
- 1 cuillère à café de miel (facultatif, pour sucrer)

Pour la Garniture :

- Baies fraîches (fraises, bleuets, mûres, framboises)
- Noix hachées (amandes, noix de cajou, noix)
- Graines de granola ou de muesli
- Noix de coco râpée
- Feuilles de menthe fraîche (facultatif)

Instructions :

1. Dans un mixeur, combinez les morceaux de banane congelés, les baies mixtes, le lait d'amande, les graines de chia, le beurre d'amande et le miel (si utilisé).

2. Mixez le tout jusqu'à obtention d'une consistance lisse et crémeuse. Si nécessaire, ajoutez un peu plus de lait pour atteindre la consistance désirée.

3. Versez le smoothie dans un bol de service.

4. Garnissez le smoothie de baies fraîches, de noix hachées, de graines de granola ou de muesli, de noix de coco râpée et de feuilles de menthe fraîche (si utilisées).

5. Dégustez immédiatement à l'aide d'une cuillère, en mélangeant les garnitures dans le smoothie au fur et à mesure.

Information Nutritionnelle (approximative) :

- Calories : 300
- Protéines : 7 g
- Lipides : 15 g
- Glucides : 35 g
- Fibres : 8 g

Brochettes Caprese

Description du Repas : Des brochettes raffinées et délicieuses mettant en valeur les saveurs classiques de la salade Caprese, avec des tomates juteuses, de la mozzarella crémeuse et du basilic frais. Parfaites en apéritif ou en entrée légère.

Ingrédients :

- Tomates cerises
- Boules de mozzarella
- Feuilles de basilic frais
- Huile d'olive extra vierge
- Vinaigre balsamique réduit (en option)
- Sel et poivre noir, au goût

Instructions :

1. Lavez et séchez les tomates cerises.
2. Enfilez une tomate cerise, suivie d'une boule de mozzarella et d'une feuille de basilic frais sur une petite brochette.

3. Répétez le processus jusqu'à ce que vous ayez le nombre de brochettes désiré.

4. Disposez les brochettes caprese sur un plateau de service.

5. Juste avant de servir, arrosez légèrement les brochettes d'huile d'olive extra vierge.

6. Si désiré, ajoutez un filet de vinaigre balsamique réduit sur les brochettes pour une touche aigre-douce.

7. Assaisonnez les brochettes avec du sel et du poivre noir selon votre goût.

Information Nutritionnelle (approximative) :

- Calories : 55

- Protéines : 3 g

- Lipides : 5 g

- Glucides : 3 g

- Fibres : 3 g

Salsa Mangue et Avocat

Description du Repas : Une salsa rafraîchissante et vibrante associant la douceur de la mangue mûre à la crémeuse avocat, relevée par des poivrons croquants et des herbes aromatiques. Parfaite en accompagnement ou en trempette pour ajouter une touche tropicale à vos repas.

Ingrédients :

- 1 mangue mûre, pelée, dénoyautée et coupée en dés

- 1 avocat mûr, pelé, dénoyauté et coupé en dés

- 1/4 de poivron rouge, coupé en petits dés

- 1/4 de poivron jaune, coupé en petits dés
- 1/4 de tasse d'oignon rouge, finement haché
- 2 cuillères à soupe de coriandre fraîche, hachée
- Jus d'un demi-citron vert
- Sel et poivre noir, au goût
- Piment rouge écrasé (facultatif, pour un peu de piquant)

Instructions :

1. Dans un bol moyen, combinez les dés de mangue, les dés d'avocat, les dés de poivron rouge et jaune, l'oignon rouge haché et la coriandre fraîche.

2. Arrosez la salsa du jus de citron vert pour rehausser les saveurs et éviter que l'avocat ne s'oxyde.

3. Si vous préférez une touche épicée, ajoutez une pincée de piment rouge écrasé.

4. Assaisonnez la salsa avec du sel et du poivre noir, en ajustant selon votre goût.

5. Mélangez délicatement tous les ingrédients pour bien les combiner.

6. Laissez reposer la salsa au réfrigérateur pendant au moins 30 minutes pour permettre aux saveurs de se mélanger.

7. Servez la salsa mangue et avocat en accompagnement de plats de viande, de poisson ou en trempette avec des chips de tortilla.

Information Nutritionnelle (approximative) :

- Calories : 84

- Protéines : 1 g

- Lipides : 5 g

- Glucides : 10 g

- Fibres : 3 g

Saumon Grillé

Description du Repas : Un filet de saumon grillé à la perfection, avec une croûte croustillante à l'extérieur et une chair tendre et juteuse à l'intérieur. Cette option de plat principal est riche en protéines et en acides gras oméga-3, et constitue un choix sain et délicieux.

Ingrédients :

- 2 filets de saumon frais (environ 150 g chacun), avec la peau

- 2 cuillères à soupe d'huile d'olive

- Jus de 1 citron

- Herbes aromatiques (aneth, persil, thym) pour la garniture

- Sel et poivre noir, au goût

- Tranches de citron pour la décoration (facultatif)

Instructions :

1. Préchauffez le gril à feu moyen-élevé.

2. Assaisonnez les filets de saumon avec du sel, du poivre et un filet d'huile d'olive.

3. Placez les filets de saumon côté peau sur la grille chaude.

4. Laissez cuire le saumon pendant environ 4-5 minutes de chaque côté, en fonction de l'épaisseur

du filet, jusqu'à ce qu'il soit cuit à point et ait des marques de grillage. Le temps de cuisson peut varier selon les préférences de cuisson.

5. À mi-cuisson, arrosez les filets de saumon avec le jus de citron pour rehausser les saveurs.

6. Retirez les filets de saumon du gril et laissez-les reposer quelques minutes.

7. Garnissez les filets de saumon grillé avec des herbes aromatiques fraîches pour une touche de fraîcheur et de saveur.

8. Si désiré, décorez avec des tranches de citron.

9. Servez immédiatement avec des accompagnements de votre choix, comme des légumes grillés ou une salade.

Information Nutritionnelle (approximative) :

- Calories : 250

- Protéines : 25 g

- Lipides : 16 g

- Glucides : 0 g

- Fibres : 0 g

Salade aux Épinards et Noix

Description du Repas : Une salade délicieuse et croquante associant des épinards frais, des noix croquantes, des fruits sucrés et une vinaigrette légère. Cette salade équilibrée offre une combinaison parfaite de saveurs et de textures.

Ingrédients : Pour la Salade :

- 4 tasses d'épinards frais, lavés et égouttés

- 1/2 tasse de noix de Grenoble, hachées

grossièrement

- 1/2 tasse de raisins secs ou de canneberges séchées
- 1/4 de tasse de fromage feta émietté (facultatif)
- 1/4 de tasse d'oignon rouge, finement tranché

Pour la Vinaigrette :

- 3 cuillères à soupe d'huile d'olive extra vierge
- 2 cuillères à soupe de vinaigre balsamique
- 1 cuillère à soupe de miel (ou sirop d'érable pour une option végétalienne)
- Sel et poivre noir, au goût

Instructions :

1. Dans un grand saladier, disposez les épinards frais en couche de base.

2. Parsemez les noix de Grenoble hachées, les raisins secs ou les canneberges séchées, le fromage feta émietté (si utilisé) et l'oignon rouge tranché sur les épinards.

3. Dans un petit bol, préparez la vinaigrette en mélangeant l'huile d'olive, le vinaigre balsamique, le miel (ou le sirop d'érable), le sel et le poivre noir.

4. Arrosez la salade de la vinaigrette et mélangez délicatement pour bien enrober tous les ingrédients.

5. Servez immédiatement et dégustez la salade aux épinards et noix.

Information Nutritionnelle (approximative) :

- Calories : 250
- Protéines : 4 g
- Lipides : 18 g
- Glucides : 20 g
- Fibres : 3 g

Pudding aux Graines de Chia

Description du Repas : Un dessert onctueux et nutritif à base de graines de chia gorgées de liquide, créant une texture de pudding. Agrémenté de fruits frais et de garnitures croquantes, ce pudding aux graines de chia est une option délicieuse et saine.

Ingrédients :

- 1/4 de tasse de graines de chia
- 1 tasse de lait d'amande (ou un lait végétal de votre choix)
- 1 cuillère à soupe de miel (ou sirop d'érable pour une option végétalienne)
- 1/2 cuillère à café d'extrait de vanille
- Fruits frais (fraises, bleuets, framboises, banane, etc.) pour la garniture
- Noix hachées (amandes, noix, noix de cajou) pour la garniture
- Noix de coco râpée pour la garniture

Instructions :

1. Dans un bol, mélangez les graines de chia, le lait d'amande, le miel (ou le sirop d'érable) et l'extrait de vanille.

2. Remuez bien pour que les graines de chia soient bien réparties dans le liquide.

3. Laissez le mélange reposer pendant 10 minutes, puis remuez à nouveau pour éviter que les graines ne se déposent au fond.

4. Couvrez le bol et placez-le au réfrigérateur pendant au moins 2-3 heures, ou idéalement toute la nuit, pour que les graines de chia gonflent et créent une texture de pudding.

5. Avant de servir, mélangez à nouveau le pudding pour obtenir une consistance uniforme et crémeuse.

6. Répartissez le pudding aux graines de chia dans des bols ou des verrines individuelles.

7. Garnissez avec des fruits frais, des noix hachées et de la noix de coco râpée.

8. Dégustez le pudding aux graines de chia comme un délicieux dessert ou une collation saine.

Information Nutritionnelle (approximative) :

- Calories : 200

- Protéines : 5 g

- Lipides : 10 g

- Glucides : 22 g

- Fibres : 10 g

Tartine d'Avocat

Description du Repas : Une tartine simple et nourrissante mettant en valeur la douceur de l'avocat crémeux associé à des saveurs variées et des garnitures riches en nutriments. Parfait pour le petit-déjeuner, le déjeuner ou même une collation rapide.

Ingrédients :

- 2 tranches de pain complet ou de pain aux céréales
- 1 avocat mûr, pelé et dénoyauté
- Jus d'un demi-citron
- Sel et poivre noir, au goût
- Pincée de flocons de piment rouge (facultatif, pour un peu de piquant)
- Garnitures au choix : œuf poché, tomates cerises, concombre tranché, graines de sésame, feta émietté, etc.

Instructions :

1. Dans un bol, écrasez l'avocat à la fourchette jusqu'à obtenir une consistance crémeuse mais avec quelques morceaux.
2. Ajoutez le jus de citron, une pincée de sel et de poivre noir, et mélangez pour bien incorporer les saveurs.
3. Si vous aimez un peu de piquant, ajoutez une pincée de flocons de piment rouge et mélangez.
4. Toastez les tranches de pain jusqu'à ce qu'elles soient légèrement croustillantes.
5. Répartissez le mélange d'avocat écrasé uniformément sur les tranches de pain.
6. Ajoutez les garnitures de votre choix, comme un œuf poché, des tomates cerises tranchées, des concombres, des graines de sésame ou du fromage feta émietté.

7. Saupoudrez d'un peu de sel et de poivre noir supplémentaires selon votre goût.

8. Servez immédiatement et savourez la tartine d'avocat.

Information Nutritionnelle (approximative) :

- Calories : 250

- Protéines : 7 g

- Lipides : 15 g

- Glucides : 25 g

- Fibres : 8 g

Poulet en Croûte d'Amandes

Description du Repas : Un plat de poulet tendre et juteux enrobé d'une croûte croustillante d'amandes, offrant une combinaison irrésistible de saveurs et de textures. Cette option de plat principal est riche en protéines et en graisses saines.

Ingrédients :

- 2 poitrines de poulet désossées et sans peau

- 1/2 tasse d'amandes naturelles non salées

- 2 cuillères à soupe de farine d'amande (ou de farine tout usage)

- Sel et poivre noir, au goût

- 1 œuf, battu

- 1 cuillère à soupe d'huile d'olive (ou d'huile d'amande)

- 1 cuillère à soupe de moutarde de Dijon (facultatif, pour la marinade)

Instructions :

1. Préchauffez le four à 200°C (392°F).

2. Si vous choisissez de mariner le poulet, mélangez la moutarde de Dijon avec une pincée de sel et de poivre. Enrobez les poitrines de poulet dans cette marinade et laissez reposer pendant environ 15-20 minutes.

3. Dans un mixeur ou un robot culinaire, pulsez les amandes jusqu'à obtenir une texture grossière (ne pas trop mixer pour éviter d'obtenir de la pâte d'amande).

4. Dans un bol peu profond, mélangez les amandes hachées avec la farine d'amande, une pincée de sel et de poivre.

5. Trempez chaque poitrine de poulet dans l'œuf battu, puis enrobez-la du mélange d'amandes et de farine, en appuyant légèrement pour faire adhérer la croûte.

6. Dans une poêle allant au four, chauffez l'huile d'olive à feu moyen-élevé.

7. Ajoutez les poitrines de poulet en croûte d'amandes dans la poêle chaude et faites cuire pendant environ 2-3 minutes de chaque côté, jusqu'à ce que la croûte soit dorée.

8. Transférez la poêle au four préchauffé et poursuivez la cuisson pendant environ 15-20 minutes, jusqu'à ce que le poulet soit cuit à cœur.

9. Retirez la poêle du four et laissez reposer le poulet pendant quelques minutes avant de servir.

Information Nutritionnelle (approximative) :

- Calories : 350

- Protéines : 30 g

- Lipides : 25 g

- Glucides : 10 g

- Fibres : 4 g

Smoothie aux Graines de Lin

Description du Repas : Un smoothie crémeux et nutritif, enrichi en graines de lin riches en oméga-3 et en fibres. Ce smoothie offre une combinaison équilibrée de saveurs et de nutriments pour une collation énergisante ou un petit-déjeuner nourrissant.

Ingrédients :

- 1 banane mûre

- 1 tasse de lait d'amande (ou un lait végétal de votre choix)

- 1 cuillère à soupe de graines de lin moulues

- 1 cuillère à soupe de beurre d'amande (ou autre beurre de noix)

- 1 cuillère à café de miel (ou sirop d'érable pour une option végétalienne)

- 1/2 cuillère à café d'extrait de vanille

- 1 poignée d'épinards frais (facultatif, pour une touche de verdure)

- Glace (facultatif, pour une texture plus froide)

Instructions :

1. Placez tous les ingrédients dans un mixeur puissant.

2. Mixez à haute vitesse jusqu'à obtenir une consistance lisse et crémeuse.

3. Si désiré, ajoutez de la glace pour obtenir une texture plus froide.

4. Goûtez et ajustez la douceur en ajoutant plus de miel ou de sirop d'érable si nécessaire.

5. Versez le smoothie aux graines de lin dans un verre de service.

6. Servez immédiatement et dégustez cette collation équilibrée.

Information Nutritionnelle (approximative) :

- Calories : 300

- Protéines : 6 g

- Lipides : 15 g

- Glucides : 38 g

- Fibres : 7 g

Eau Infusée

Description du Repas : Une boisson rafraîchissante et aromatisée à base d'eau infusée avec des fruits, des légumes et des herbes, créant une expérience hydratante agréable et délicieuse. L'eau infusée est une alternative saine aux boissons sucrées.

Ingrédients :

- Eau filtrée

- Fruits frais (tranches de citron, de concombre, de fraises, d'orange, de citron vert, etc.)

- Légumes frais (tranches de concombre, de céleri, de carotte, etc.)

- Herbes fraîches (menthe, basilic, romarin, etc.)
- Glace (facultatif, pour une boisson plus froide)
- Édulcorant naturel (facultatif, comme une touche de miel ou de sirop d'agave)

Instructions :

1. Choisissez les ingrédients de votre choix parmi les fruits, les légumes et les herbes pour créer votre combinaison d'arômes.

2. Lavez soigneusement les ingrédients et coupez-les en tranches ou en morceaux.

3. Placez les morceaux d'ingrédients dans une carafe ou une bouteille d'eau.

4. Remplissez la carafe d'eau filtrée.

5. Si désiré, ajoutez un peu d'édulcorant naturel, comme une cuillère à café de miel ou de sirop d'agave.

6. Mélangez doucement les ingrédients pour libérer les arômes.

7. Laissez reposer l'eau infusée au réfrigérateur pendant au moins 1 heure, ou idéalement toute une nuit, pour que les saveurs s'infusent dans l'eau.

8. Servez l'eau infusée dans des verres avec des glaçons, si désiré.

Variations d'Ingrédients :

- Eau infusée aux agrumes : Tranches de citron, d'orange et de citron vert avec quelques feuilles de menthe.

- Eau infusée au concombre et à la menthe : Tranches de concombre avec des feuilles de menthe fraîche.

- Eau infusée aux fruits rouges : Fraises, framboises et myrtilles avec des feuilles de basilic.

- Eau infusée au gingembre : Tranches de gingembre frais avec des tranches de citron.

Information Nutritionnelle : L'eau infusée est naturellement faible en calories et en glucides, car les arômes sont extraits des ingrédients sans libérer une quantité significative de nutriments. Cependant, elle peut aider à augmenter votre consommation d'eau tout en apportant une touche de saveur.

Boisson Rafraîchissante à Base de Thé aux Herbes

Description du Repas : Une boisson désaltérante et apaisante à base de thé aux herbes, agrémentée de saveurs fraîches et d'une touche d'édulcorant naturel. Cette boisson rafraîchissante est parfaite pour se détendre et se rafraîchir.

Ingrédients :

- 2 sachets de thé aux herbes de votre choix (menthe, camomille, verveine, etc.)

- Eau bouillante

- Édulcorant naturel au goût (miel, sirop d'érable, stevia, etc.)

- Tranches de citron ou de lime (facultatif)

- Glace (facultatif)

Instructions :

1. Placez les sachets de thé aux herbes dans une tasse.

2. Versez de l'eau bouillante sur les sachets de thé et laissez infuser pendant le temps recommandé (généralement de 5 à 7 minutes).

3. Retirez les sachets de thé et ajoutez l'édulcorant naturel au goût, en remuant pour le faire dissoudre.

4. Laissez le thé refroidir à température ambiante, puis placez-le au réfrigérateur pour qu'il soit bien froid.

5. Juste avant de servir, ajoutez des tranches de citron ou de lime pour ajouter une touche d'acidité et de fraîcheur.

6. Si désiré, ajoutez de la glace pour obtenir une boisson encore plus rafraîchissante.

7. Servez dans des verres avec des glaçons et dégustez cette boisson apaisante.

Variations d'Ingrédients :

- Thé à la menthe rafraîchissante : Utilisez du thé à la menthe et ajoutez des feuilles de menthe fraîche pour un arôme intense.

- Thé à la camomille apaisant : Utilisez du thé à la camomille et ajoutez une touche de miel pour une douceur naturelle.

- Thé à la verveine relaxant : Utilisez du thé à la verveine et ajoutez des tranches de citron pour un zeste d'acidité.

Information Nutritionnelle : Le thé aux herbes est

naturellement sans calories et peut avoir des propriétés apaisantes et bénéfiques pour la digestion. L'ajout d'un édulcorant naturel augmentera légèrement le contenu calorique.

Smoothie à l'Eau de Noix de Coco

Description du Repas : Un smoothie rafraîchissant et revitalisant à base d'eau de coco, associé à des fruits et des ingrédients sains pour créer une boisson hydratante et énergisante.

Ingrédients :

- 1 tasse d'eau de coco naturelle (sans sucre ajouté)
- 1 banane mûre
- 1/2 tasse de fruits mélangés (fraises, bleuets, mangue, ananas, etc.)
- 1 cuillère à soupe de graines de chia
- 1 cuillère à soupe de beurre d'amande (ou autre beurre de noix)
- Quelques feuilles d'épinards frais (facultatif, pour une touche de verdure)
- Glace (facultatif, pour une texture plus froide)

Instructions :

1. Dans un mixeur puissant, combinez l'eau de coco, la banane, les fruits mélangés, les graines de chia, le beurre d'amande et les feuilles d'épinards (si utilisées).
2. Mixez à haute vitesse jusqu'à obtenir une consistance lisse et crémeuse.
3. Si désiré, ajoutez de la glace pour obtenir une

texture plus froide.

4. Goûtez et ajustez la douceur en ajoutant plus de fruits ou de miel si nécessaire.

5. Versez le smoothie à l'eau de coco dans un verre de service.

6. Servez immédiatement et profitez de cette boisson hydratante.

Variations d'Ingrédients :

- Smoothie tropical : Utilisez de l'eau de coco, de la mangue, de l'ananas et des fruits de la passion pour un goût exotique.

- Smoothie aux baies : Utilisez de l'eau de coco, des bleuets, des framboises et des fraises pour une explosion de saveurs de baies.

Information Nutritionnelle :

- Calories : 250

- Protéines : 4 g

- Lipides : 10 g

- Glucides : 40 g

- Fibres : 7 g

Gazpacho au Concombre et à la Menthe

Description du Repas : Une soupe froide rafraîchissante à base de concombre et de menthe, parfaitement adaptée aux journées chaudes. Ce gazpacho est une explosion de saveurs végétales et d'arômes mentholés.

Ingrédients :

- 2 concombres, pelés et coupés en morceaux

- 1/2 tasse de yaourt grec nature (ou yaourt végétal)
- 1/4 de tasse de feuilles de menthe fraîche
- 1/4 de tasse d'oignon rouge, coupé en morceaux
- 1 gousse d'ail, émincée
- Jus d'un demi-citron
- 2 cuillères à soupe d'huile d'olive extra vierge
- Sel et poivre noir, au goût
- Garnitures facultatives : concombre tranché, feuilles de menthe, graines de tournesol, etc.

Instructions :

1. Dans un mixeur, combinez les morceaux de concombre, le yaourt grec, les feuilles de menthe, l'oignon rouge, l'ail, le jus de citron et l'huile d'olive.

2. Mixez à haute vitesse jusqu'à obtenir une consistance lisse et homogène.

3. Assaisonnez avec du sel et du poivre noir selon votre goût. Mélangez à nouveau pour bien incorporer les assaisonnements.

4. Goûtez et ajustez les saveurs si nécessaire, en ajoutant plus de citron, de menthe, de sel ou de poivre.

5. Réfrigérez la soupe pendant au moins 1 à 2 heures pour qu'elle soit bien froide.

6. Avant de servir, mélangez à nouveau la soupe et versez-la dans des bols.

7. Garnissez de tranches de concombre, de feuilles de menthe et de graines de tournesol si désiré.

8. Servez le gazpacho au concombre et à la menthe comme une entrée rafraîchissante.

Information Nutritionnelle :

- Calories : 150

- Protéines : 5 g

- Lipides : 10 g

- Glucides : 15 g

- Fibres : 3 g

Salade de Pastèque

Description du Repas : Une salade légère et rafraîchissante mettant en valeur la douceur juteuse de la pastèque associée à des saveurs contrastantes et des ingrédients frais. Cette salade de pastèque est idéale pour les jours chauds d'été.

Ingrédients :

- 4 tasses de pastèque, coupée en cubes

- 1/2 concombre, pelé et coupé en tranches fines

- 1/4 de tasse de menthe fraîche, hachée

- 1/4 de tasse de fromage feta émietté

- 2 cuillères à soupe de jus de citron frais

- 1 cuillère à soupe d'huile d'olive extra vierge

- Sel et poivre noir, au goût

- Noix hachées (noix de cajou, amandes, etc.) pour la garniture (facultatif)

Instructions :

1. Dans un grand saladier, mélangez les cubes de

pastèque, les tranches de concombre, la menthe hachée et le fromage feta émietté.

2. Dans un petit bol, préparez la vinaigrette en mélangeant le jus de citron frais, l'huile d'olive, du sel et du poivre noir.

3. Arrosez la salade de pastèque avec la vinaigrette et mélangez délicatement pour bien enrober tous les ingrédients.

4. Répartissez la salade dans des assiettes individuelles.

5. Si désiré, saupoudrez de noix hachées pour ajouter du croquant.

6. Servez immédiatement et dégustez cette salade rafraîchissante.

Information Nutritionnelle :

- Calories : 120

- Protéines : 3 g

- Lipides : 5 g

- Glucides : 15 g

- Fibres : 1 g

Popsicles Hydratants aux Fruits

Description du Repas : Des popsicles rafraîchissants et hydratants faits à base de fruits juteux et d'ingrédients naturels. Ces popsicles sont parfaits pour se rafraîchir et se désaltérer pendant les journées chaudes.

Ingrédients :

- Fruits de votre choix (pastèque, melon, fraises, kiwi, concombre, etc.)

- Eau de coco (ou eau filtrée)
- Jus de citron frais
- Édulcorant naturel au goût (miel, sirop d'agave, etc.)

Instructions :

1. Coupez les fruits en petits morceaux ou en tranches fines, en enlevant les pépins et les noyaux si nécessaire.
2. Placez les morceaux de fruits dans des moules à popsicles.
3. Mélangez de l'eau de coco (ou de l'eau filtrée) avec un peu de jus de citron frais et de l'édulcorant naturel au goût. Ajustez la quantité d'édulcorant en fonction de la douceur des fruits.
4. Versez le mélange liquide dans les moules à popsicles, en remplissant jusqu'au bord.
5. Insérez les bâtonnets à popsicles dans les moules.
6. Placez les moules à popsicles au congélateur pendant au moins 4 heures, ou jusqu'à ce que les popsicles soient complètement congelés.
7. Une fois congelés, sortez les popsicles du moule en passant brièvement les moules sous l'eau chaude.
8. Dégustez ces délicieux popsicles hydratants et rafraîchissants.

Information Nutritionnelle : Les popsicles aux fruits sont naturellement faibles en calories et constituent une façon amusante et délicieuse de rester hydraté. Les fruits fournissent des vitamines et des fibres, tandis que l'eau de coco ajoute des électrolytes naturels.

Thé Vert Glacé

Description du Repas : Une boisson rafraîchissante et saine à base de thé vert infusé, refroidi et servi sur glace. Le thé vert glacé est une option désaltérante et énergisante, parfaite pour les journées chaudes.

Ingrédients :

- 2 sachets de thé vert (ou 2 cuillères à café de feuilles de thé vert en vrac)
- Eau bouillante
- Édulcorant naturel au goût (miel, sirop d'agave, etc.)
- Tranches de citron ou de lime (facultatif)
- Glace

Instructions :

1. Placez les sachets de thé vert dans une tasse ou un pichet.
2. Versez de l'eau bouillante sur les sachets de thé et laissez infuser pendant environ 2 à 3 minutes pour éviter que le thé devienne amer.
3. Retirez les sachets de thé et ajoutez l'édulcorant naturel au goût, en remuant pour le dissoudre.
4. Laissez le thé vert refroidir à température ambiante, puis placez-le au réfrigérateur pour qu'il soit bien froid.
5. Juste avant de servir, ajoutez des tranches de citron ou de lime pour une touche d'acidité.
6. Remplissez des verres avec de la glace et versez le thé vert glacé par-dessus.

7. Servez immédiatement et profitez de cette boisson rafraîchissante.

Variations d'Ingrédients :

- Thé vert à la menthe : Ajoutez des feuilles de menthe fraîche pendant l'infusion pour une saveur mentholée.

- Thé vert au citron : Ajoutez des zestes de citron dans le thé infusé pour une saveur citronnée plus intense.

Information Nutritionnelle : Le thé vert glacé est faible en calories et offre des antioxydants bénéfiques pour la santé. L'ajout d'un édulcorant naturel augmentera légèrement le contenu calorique.

CONCLUSION

En conclusion, il est indéniable que l'alimentation joue un rôle vital dans la gestion et l'amélioration de la qualité de vie des personnes atteintes de myasthénie gravis. En adoptant une approche consciente et équilibrée vis-à-vis de leur régime alimentaire, ces individus peuvent potentiellement atténuer les symptômes de faiblesse musculaire et de fatigue excessive qui caractérisent cette maladie complexe.

L'importance de privilégier des aliments riches en nutriments essentiels, tels que les protéines maigres, les légumes colorés, les céréales complètes et les graisses saines, ne peut être sous-estimée. De plus, l'hydratation adéquate, la gestion de la consommation de caféine et d'alcool, ainsi que la prise en compte des éventuelles interactions médicamenteuses, sont autant de facteurs qui méritent une attention particulière.

Les stratégies alimentaires pour optimiser l'énergie, renforcer la force musculaire et minimiser la fatigue ont été explorées dans cette discussion. Cependant, il est crucial de reconnaître que chaque individu est unique et que la réponse à certains aliments peut varier. À cet égard, la consultation d'un professionnel de la santé compétent est vivement recommandée pour élaborer un plan alimentaire sur mesure, en accord avec les besoins spécifiques de chaque personne.

En somme, une diète adaptée pour la myasthénie gravis peut offrir une amélioration significative de la qualité de vie en atténuant les symptômes et en favorisant le bien-être général. Par le biais d'un engagement envers une alimentation équilibrée et d'un suivi médical régulier, les personnes atteintes de cette maladie peuvent espérer mieux gérer leurs symptômes et profiter d'une vie plus active et épanouissante.

www.ingramcontent.com/pod-product-compliance
Lightning Source LLC
Chambersburg PA
CBHW060844260726
48661CB00002B/605